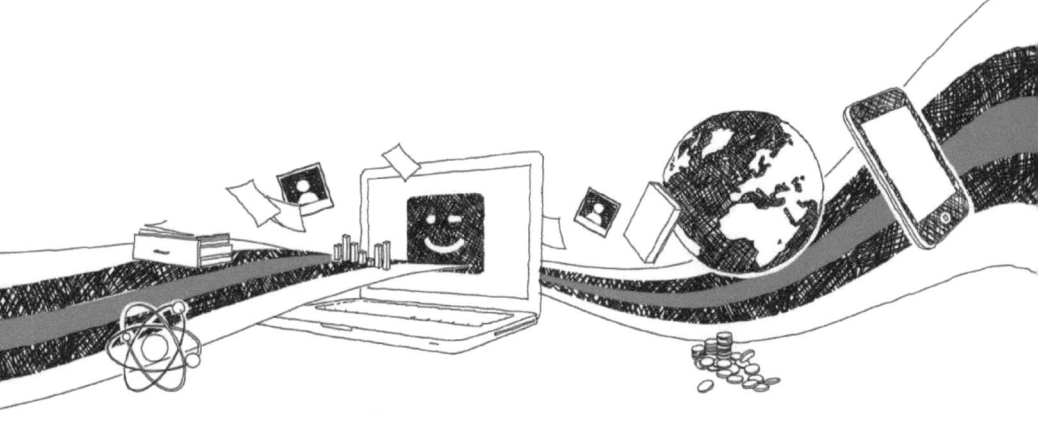
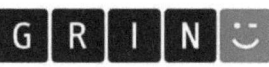

Die Wohnsituation alter geistig behinderter Menschen in Deutschland

Katharina Ramm

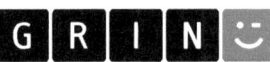

Bibliografische Information der Deutschen Nationalbibliothek:

Die Deutsche Nationalbibliothek verzeichnet diese Publikation in der Deutschen Nationalbibliografie; detaillierte bibliografische Daten sind im Internet über http://dnb.d-nb.de abrufbar.

ISBN: 9783346212221
Dieses Buch ist auch als E-Book erhältlich.

© GRIN Publishing GmbH
Nymphenburger Straße 86
80636 München

Druck und Bindung: Books on Demand GmbH, Norderstedt Germany
Gedruckt auf säurefreiem Papier aus verantwortungsvollen Quellen

Das vorliegende Werk wurde sorgfältig erarbeitet. Dennoch übernehmen Autoren und Verlag für die Richtigkeit von Angaben, Hinweisen, Links und Ratschlägen sowie eventuelle Druckfehler keine Haftung.

Das Buch bei GRIN: https://www.grin.com/document/913741

Inhaltsverzeichnis

Einleitung

Laut Wieland (1987) fand die Thematik „Ältere Menschen mit geistiger Behinderung" bis zum Beginn der 1980er Jahre kaum Berücksichtigung in der Fachwissenschaft, der Forschung und an den Universitäten. Aufgrund der massenhaften Ermordung von Menschen mit geistiger Behinderung in der Zeit des Nationalsozialismus, wurde die Existenz dieses Personenkreises bis auf wenige Ausnahmen in Deutschland nicht beachtet.

„Man geht von etwa 120000 Opfern der Vernichtungsaktionen gegen Menschen mit geistiger Behinderung in der Zeit des Nationalismus aus. Deswegen ist erst mit dem „Nachwachsen" der Nachkriegsgeneration die Aufmerksamkeit dafür entstanden, dass immer mehr Personen mit lebenslanger Behinderung ihre Arbeitstätigkeit beenden und in den Ruhestand gehen. Bis in das kommende Jahrzehnt wird diese Entwicklung voraussichtlich anhalten (Wacker, 2009, S. 3).

Deutschland hat eine Phase erreicht, in der geistig behinderte Menschen so alt werden können, dass wir uns Gedanken über die persönliche Entwicklung, die Versorgung, die Pflege und eine adäquate Wohnform dieser Menschen im Alter machen müssen.

„Das Alter des Menschen darf nicht nur eine Zeit sein, in der das Leben zu Ende geht und deshalb von Tag zu Tag weniger geschieht. Auch im Alter kann sich der Mensch noch entwickeln, seine Tage gestalten und das Leben aktiv leben. Deshalb gewinnt der Gedanke der Rehabilitation gerade auch für die alten Menschen zunehmend an Bedeutung" (Rapp, Stubel, 1992, S. 8).

Um die Wohnsituation von alten Menschen mit geistiger Behinderung festzustellen, muss eine umfassende Betrachtung von Lebensläufen, Lebensverhältnissen und –bedingungen innerhalb der jeweiligen gesellschaftlichen Situation erfolgen.

In der vorliegenden Arbeit wird die Fragestellung, wie sich die Wohnsituation alter geistig behinderter Menschen in Deutschland darstellt bearbeitet. Nach der Klärung relevanter Begriffe wird der Fokus auf die gegenwärtige Wohnsituation von Menschen mit geistiger Behinderung gelegt. Die abschließende Darstellung der Wohnsituation im Land Bremen soll die vorrangegangen Ausführungen bezogen auf ein Bundesland sammeln und den Handlungsbedarf für diesen Personenkreis deutlich machen.

In der vorliegenden Arbeit wird durchgehend die männliche Schreibweise gewählt. Dies soll lediglich der besseren Lesbarkeit dienen und nicht als Diskriminierung verstanden werden.

1. Klärung relevanter Begriffe

Bevor die Ausführungen und Inhalte dieser Arbeit dargestellt werden, müssen im Vorfeld die relevanten Begriffe wie demographischer Wandel, Alter, und Behinderung definiert und erläutert werden für ein besseres Verständnis der Thematik.

Demographischer Wandel beschreibt die Veränderung der Bevölkerung, hauptsächlich im Hinblick auf Größe und Altersstruktur. Die Faktoren in Deutschland sind sinkende Geburtenraten und eine steigende Lebenserwartung. Somit verschiebt sich die Altersstruktur in Deutschland.

„Mit demographischer Wandel wird gegenwärtig vor allem ein Umbruch in der Bevölkerungsentwicklung hochentwickelter Gesellschaften bezeichnet, der in den letzten Jahrzehnten zu einem weiteren Absinken der Geburtenhäufigkeit geführt hat. Da diese nicht mehr für die Reproduktion der Bevölkerung ausreicht, kann sich immer mehr eine folgenreiche Alterung und Schrumpfung derselben ergeben" (Hillmann, 2007, S. 141).

Unter dem Alter versteht man den Lebensabschnitt der sich an das Ausscheiden aus dem Berufs- und Erwerbsleben anschließt. Das Alter wird in verschiedenen wissenschaftlichen Disziplinen, u.a. Biologie, Jura, Medizin, Philosophie, Psychologie und Soziologie aus verschiedenen Blickwinkeln betrachtet.

„Alter, Lebensabschnitt, dem nach soziokulturellen Wertvorstellungen und sozialen Organisationsstrukturen einer Gesellschaft bestimmte Rollen und Verhaltensweisen zugeordnet werden oder in dem nach spezifischen Einstellungen, Orientierungen und nach Reife und Informationsstand bestimmte soziale Positionen erstrebt werden. Dem biologischen Alter steht die soziale Bestimmung und Einschätzung des Alters gegenüber (Hillmann, 2007, S. 20).

Behinderung wird in der Fachliteratur unterschiedlich definiert. Ob jemand behindert ist, hängt auch von Faktoren der Umwelt ab, zum Beispiel wäre ein Rollstuhlfahrer weniger in seiner Mobilität eingeschränkt, wenn Eingänge zu Geschäften, Ämtern, usw. ebenerdig gebaut oder mit Rampen oder Fahrstühlen versehen wären.

Laut der Expertenkommission der Weltgesundheitsorganisation (World Health Organisation, WHO) muss berücksichtigt werden, dass Behinderungen stets durch viele verschiedenen Faktoren entstehen, das heißt ein Zusammenspiel von verschiedenen Elementen zwischen Umwelt und der betroffenen Person (vgl. Berlin Institut, 2009).

Hat ein Mensch zum Beispiel das Augenlicht verloren hat, ist das erstmal ein körperliches, ein Gesundheitsproblem. Nun ist die betroffene Person aber auch in ihren Aktivitäten und sozialen Kontakten eingeschränkt: bestimmte Berufe und Freizeitaktivitäten können nicht mehr ausgeübt werden. Wie gut derjenige dann im Alltag tatsächlich zurechtkommt, hängt von seiner Persönlichkeit und den Menschen und den Bedingungen in seinem Umfeld sowie den gesellschaftlichen Normen ab.

In Deutschland ist eine Definition von Behinderung im Gesetz formuliert:

„(1) Menschen sind behindert, wenn ihre körperliche Funktion, geistige Fähigkeit oder seelische Gesundheit mit hoher Wahrscheinlichkeit länger als sechs Monate von dem für das Lebensalter typischen Zustand abweichen und daher ihre Teilhabe am Leben in der Gesellschaft beeinträchtigt ist. Sind von Behinderung bedroht, wenn die Beeinträchtigung zu erwarten ist" (SGB XI, 2009).

Weiterhin wurde im Jahr 2002 das deutsche Behindertengleichstellungsgesetz (BGG) verabschiedet, dessen Definition von Behinderung (BGG § 3) der im Sozialgesetzbuch gleich ist.

In Deutschland hat jeder 12. Bundesbürger, also 6,7 Millionen Menschen, einen Schwerbehindertenausweis. 90% der Behinderungen entstanden in Folge einer Krankheit, nur jeder Zwanzigste hat eine angeborene Behinderung (vgl. stat. Bundesamt, 2009).

Der Anteil der Menschen mit Schwerbehinderung steigt mit dem Alter an aufgrund des erhöhten Risikos für altersbegleitende chronische Krankheiten wie Herzinfarkt, Schlaganfall, Krebserkrankungen und Diabetes (vgl. Berlin Institut, 2009).

Ca. 300000 Menschen haben eine „angeborene" Behinderung. Diese Bezeichnung nutzt die Schwerbehindertenstatistik, wenn eine Behinderung schon im ersten Lebensjahr als solche erkennbar war (vgl. Schwerbehindertenstatistik, 2007).

„264000 Menschen mit Schwerbehindertenausweis wurde eine „Störung der geistigen Entwicklung" als schwerste Behinderung attestiert. Jede zweite davon ist angeboren" (Berlin Institut, 2009, S. 17).

Eine einheitliche Definition für geistige Behinderung und speziell für den älteren Menschen mit geistiger Behinderung ist bis heute nicht in der Fachliteratur zu finden. Allgemein formuliert, ist geistige Behinderung die Einschränkung der intellektuellen Fähigkeiten, die die Teilhabe beeinträchtigt.

Die Amerikanische Vereinigung für geistige Behinderung fasst geistige Behinderung als ein Zusammenspiel zwischen einer unterdurchschnittlichen Intelligenz (IQ von höchstens 70) und einer verminderten Anpassungsfähigkeit auf (vgl. Berlin Institut, 2009).

2. Zur gegenwärtigen Wohnsituation von Menschen mit geistiger Behinderung in Deutschland

Wohnen zählt neben dem Bedürfnis nach Nahrung und Kleidung zu den menschlichen Grundbedürfnissen. Dem Begriff Wohnen werden Assoziationen wie „Leben an einem Ort", „Verwurzelung an einem Ort" oder „Räumlicher Lebensmittelpunkt" zugeordnet.

Für fast alle Menschen, ob mit oder ohne Behinderung, ist das Zuhause der wichtigste Lebensort. Eine eigene Wohnung gibt Sicherheit und Kontinuität, man kann tun und lassen was man möchte, Einladungen aussprechen und so Beziehungen zu Anderen pflegen.

Die Wohnbedürfnisse von Menschen mit geistiger Behinderung im Alter kommen im Allgemeinen den Bedürfnissen der übrigen Bevölkerung gleich. Viele haben ebenso den Wunsch in einer eigenen Wohnung zu leben. Die Wohnverhältnisse haben großen Einfluss auf die Zufriedenheit und das Wohlbefinden, besonderes bei Menschen, deren Bewegungsmöglichkeiten – damit sind nicht nur körperliche, sondern auch Einschränkungen in der sozialen Teilhabe gemeint – begrenzt sind.

Wohnen ist ein wichtiger Lebensbereich, dies ändert sich auch für Menschen mit geistiger Behinderung im Alter nicht. „Angemessene Lebensbedingungen und eine anregende Wohnumgebung erscheinen unerlässlich für ein würdevolles Altern und den Erhalt der persönlichen Lebenszufriedenheit" (Havemann, Stöppler, 2010, S. 136).

Eine grobe Schätzung der Bundesarbeitsgemeinschaft der überörtlichen Träger der Sozialhilfe gibt an, dass mindestens 70000 der Werkstattbeschäftigten privat bei der eigenen Familie wohnen (vgl. Berlin Institut, 2009, S. 25).

Rund 69% der zu Hause lebenden Menschen mit Pflegebedarf werden ausschließlich von Angehörigen unterstützt. Diese Möglichkeit fehlt Menschen mit geistiger Behinderung in den meisten Fällen, da sie keine eigene Familie gründen konnten beziehungsweise durften und die Eltern nach der Geburt eines behinderten indes oft keine weiteren Kinder bekommen und somit helfende Geschwister fehlen (vgl. Wacker, 2009).

„154400 Menschen leben wegen einer „wesentlichen" Behinderung in stationären Wohneinrichtungen, 50600 werden in der eigenen Wohnung von einem ambulanten Dienst betreut, 8200 leben in einer ambulant betreuten Wohngemeinschaft" (Berlin Institut, 2009, S. 25).

Eine Umfrage unter jungen Erwachsenen mit einer geistigen Behinderung in Baden-Württemberg ergab, dass die meisten lieber mit dem Partner, der Partnerin oder in einer eigenen Wohnung wohnen würden als im Heim (vgl. Berlin Institut, 2009).

40 Prozent wünschen sich ein Zusammenleben mit dem Partner. Für insgesamt 20 Prozent der Befragten ist das Wohnen in der eigenen Familie das optimale Zuhause. Danach folgen Wohngemeinschaften, in denen die Mitbewohner selbst ausgewählt werden können (20 Prozent). Nur 10 Prozent, das heißt jeder achte Befragte wünscht sich einen Platz in einem Heim (vgl. Berlin Institut, 2009).

Für Menschen im Alter, ob mit oder ohne geistige Behinderung, besteht der Alltag vor allem aus Wohnalltag. Ältere Menschen verbringen im Durchschnitt mehr als drei Viertel ihrer Zeit in ihrer Wohnung zu Hause, dies gilt auch für alte Menschen mit geistiger Behinderung.

Unterschiede zwischen Menschen mit und ohne geistige Behinderung zeigen sich unter anderem in der Wohnform. Leben ca. 95% der über 65-Jährigen in Deutschland in einer Privatwohnung – laut dem Statistischen Bundesamt handelt es sich dabei um Ein- (52,4%) oder Zweipersonenhaushalte (43,1%) – verbleiben Menschen mit geistiger Behinderung in der Regel zusammen mit vielen anderen Menschen mit Behinderung in Wohnheimen (vgl. Havemann, Stöppler, 2010).

Nach der Pensionierung, dem altersbedingten Austritt aus der Werkstatt erhöht sich die in der Wohnung verbrachten Zeit und somit der Wunsch nach einer Wohnform die den eigenen Bedürfnissen entspricht.

Derzeitig müssen Menschen mit geistiger Behinderung (junge wie alte) noch häufig mit einer unzulänglichen Achtung ihrer individuellen Wünsche und erheblichen Einschränkungen ihrer Lebensqualität leben. Es entstehen Benachteiligungen in der Wahl des Wohnortes und –umfeldes, in der persönlichen Entscheidungsfreiheit und individuellen Lebensgestaltung. Häufig ist die einzige Alternative zum Elternhaus eine institutionalisierte Großeinrichtung, welche aber oft zu unflexiblen Versorgungmodellen tendieren, in denen die persönlichen Belange der Bewohner nicht berücksichtigt werden können (vgl. Havemann, Stöppler, 2010).

Auf Grund der Euthanasiemorde der Nationalsozialisten und der erst in den 70er Jahren einsetzende Prozesse der Enthospitalisierung – unter dem Einfluss des Normalisierungsprinzips, liegt Deutschland im Vergleich zu anderen westlichen Industrienationen weit zurück in Bezug auf „kleine, gemeindeintegrierte Wohnformen mit ambulanten beziehungsweise unterstützenden Diensten" (ebd.).

Gegenwärtig liegen keine gesicherten Daten zur aktuellen Lebens- und Wohnsituation von älteren Menschen mit geistiger Behinderung in bundesweiter Gültigkeit vor.

3. Wohnformen

Menschen mit geistiger Behinderung können:

- in einer eigenen Wohnung (betreutes Einzelwohnen)
- in einem Heim,
- in einer Wohngemeinschaft,
- in Altenheimen,
- in Wohnfamilien,
- im Elternhaus

leben.

Eine Beschreibung und Einbeziehung aller genannten Wohnformen würde den Rahmen dieser Arbeit sprengen, deshalb werden folgende Items ausgewählt: Wohnheim, Wohngemeinschaft, Altenheim und betreutes Wohnen in der eigenen Wohnung.

3.1 Heim

Heime bieten ein durchgehendes Betreuungsangebot. Diese Wohnform kann von Menschen mit geistiger Behinderung in Anspruch genommen werden, die entweder tagsüber einer Arbeit oder Beschäftigung nachgehen, zum Beispiel in eine Werkstatt für behinderte Menschen oder auf eine sonstige Tagesstrukturierung angewiesen sind.

Als Alternative zum Leben in der Familie oder nach dem Tod der Eltern scheint für Menschen mit geistiger Behinderung im Alter oft nur die Unterbringung in großen institutionellen Einrichtungen wie Pflegeheime oder Anstalten etc. vorhanden zu sein.

Eine vom Ministerium für Arbeit, Gesundheit und Sozialordnung des Landes Baden-Württemberg in Auftrag gegebene Studie von 1994 zur Situation von alten Menschen mit geistiger Behinderung in Werkstätten und Wohneinrichtungen (für das Bundesland Baden-Württemberg) einen prozentual höheren Anteil älterer Bewohner in Heimen als in Wohngemeinschaften. 1994 lebten ein Anteil von 11,4% Personen im Rentenalter, das heißt mit 65 Jahren oder älter in Vollzeiteinrichtungen (vgl. Havemann, Stöppler, 2010).

„Es ist davon auszugehen, das den vorangegangen Aussagen auch in der Gegenwart ein bundesweiter Gültigkeitsanspruch zugeschrieben werden kann. Die Darstellung der momentanen Lebenssituation von älter werdenden und alten Menschenmit geistiger Behinderung ist häufig noch gekennzeichnet durch eine „Fehlplatzierung" in Vollzeiteinrichtungen (Havemann, Stöppler, 2010, S. 144).

Die heutigen Lebens- und Wohnbedingungen in Großeinrichtungen haben sich in baulicher, personeller und methodischer Hinsicht (im Hinblick auf die Vergangenheit) sehr verändert und verbessert. Der Großteil (ca. 80%) der deutschen Behinderteneinrichtungen befassen sich mit der Thematik „alt und geistig behindert" und bemühen sich geeignete Rahmenbedingungen zu schaffen.

Trotzdem ist die Wohnform „Großeinrichtung" kritisch zu betrachten, da zum Beispiel in der großen Anzahl der Bewohner, sowie des institutionellen Charakters, dass Problem der mangelnden Berücksichtigung von Bedürfnissen, Interessen und dem Grundanspruch auf Autonomie und Selbstbestimmung von Menschen mit geistiger Behinderung begründet liegt.

Strukturelle Gewalt, wie Formen von Kontrollen, Abhängigkeiten und Fremdbestimmungen, ist auch heute noch Wohnalltag vieler Menschen mit geistiger Behinderung. Die Rahmenbedingungen der Wohnverhältnisse in solchen Einrichtungen haben erhebliche Auswirkungen auf die Lebensqualität, das heißt der betroffene Personenkreis hat wenige oder keine Einflussmöglichkeiten hinsichtlich alltäglicher Dinge wie zum Beispiel Bekleidungsauswahl und Freizeitgestaltung, weiterhin bezüglich Aufnahmeverfahren, Mitbewohner- und Zimmerauswahl (vgl. Havemann, Stöppler, 2010).

Abschließend ist zu sagen, dass die beschriebenen Kriterien dieser Wohnform auf junge und ältere Menschen mit geistiger Behinderung zutreffen.

3.2 Wohngemeinschaft

Seit den 70er Jahren entstanden in Deutschland, größtenteils durch die Initiative der Bundesvereinigung Lebenshilfe kleinere Wohnformen mit teilstationärer Versorgung, deren Konzept sich am Normalisierungsprinzip orientierte.

Wohngemeinschaften sind vergleichsweise „junge" Wohnformen, die in Nachbarschaft zu Nichtbehinderten, das heißt in Wohngebieten, in günstiger Verkehrslage, zum Beispiel einfach erreichbare öffentliche Verkehrsmittel und mit notwendigen ambulanten Angeboten liegen. Damit kommt diese Wohnform der unter Punkt 2 genannten Definition „Wohnen" von der Weltgesundheitsorganisation sehr nahe.

Wohngemeinschaften sind zum Beispiel Kleinstwohnheime, Wohnhäuser oder Wohnstätten, mit maximal 3 Gruppen von ca. sechs bis acht Bewohnern. Derzeitig haben Kleinstwohnheime den Anspruch Menschen mit geistiger Behinderung ein lebenslanges Wohnrecht zu ermöglichen. Um dies zu gewährleisten werden zwei Möglichkeiten der Gruppenzusammensetzung genutzt, die jeweils ihre Vor- und Nachteile haben.

Entweder leben ältere Menschen mit geistiger Behinderung zusammen mit jüngeren Bewohnern in altersheterogenen Gruppen oder in speziellen Seniorengruppen, in denen nahezu alle Bewohner das gleiche Alter haben. Das am häufigsten vorkommende Konzept ist das Wohnen in altersgemischten Wohngemeinschaften.

Vorteile dieser Wohnform sind „gegenseitige Lernprozesse und Anregungen für die Lebensgestaltung", die sich im Kontakt und Zusammenleben der verschiedenen Generationen innerhalb der Wohngemeinschaft ergeben. Weiterhin „ist der Verbleib in der bisherigen, eventuell altersgemischten Wohngruppe zur Beibehaltung gewachsener sozialer Beziehungen im gewohnten Umfeld als durchaus vorteilhaft anzusehen" (Havemann, Stöppler, 2010, S. 147).

Demgegenüber müssen auf die Nachteile einer altersheterogenen Wohngruppe beachtet werden: Generationskonflikte, die zum Beispiel durch Hektik oder Lärmbelästigung wie unterschiedliche Musikgeschmäcker und Schlafbedürfnisse entstehen.

In altershomogenen Gruppen kann dem Bedürfnis nach Ruhe und Privatsphäre eher entsprochen werden. Diese müssen jedoch in die vertraute Wohnstätte integriert sein, um eine Isolation der älteren Menschen mit geistiger Behinderung zu verhindern (vgl. Havemann, Stöppler, 2010).

3.3 Altenheime für Menschen mit geistiger Behinderung

„Besondere Altenheime" oder „Sonderaltenheime" stellen eine weitere Möglichkeit des gemeindenahen Wohnens für älter werdende und alte Menschen mit geistiger Behinderung dar. Die Bezeichnung „Sonderaltenheime" wird genutzt, da in durchschnittlichen Altenheimen die Pflegebedürftigkeit der Bewohner im Vordergrund steht.

In einem Altenheim für Menschen mit geistiger Behinderung wird neben der Berücksichtigung individueller Bedürfnisse und einer altersgerechten pädagogischen Betreuung auch ein hohes Maß an medizinischen – pflegerischen Leistungen erbracht, denen im Alter eine wichtige Bedeutung zukommt.

Die hier genannte Wohnform ist in Deutschland in nur sehr geringer Zahl vorhanden und es fehlen aktuelle, evaluierende Studien (vgl. Havemann, Stöppler, 2010).

3.4 Betreutes Wohnen in der eigenen Wohnung

Die betreute Einzelwohnung stellt für Menschen mit geistiger Behinderung die der Normalität am stärksten angenäherte Wohnform dar. Das betreute Einzelwohnen kommt zum einen für Personen in Betracht, die in hohem Maße selbständig leben können und zum anderen für diejenigen, für die das Leben in einer Wohngemeinschaft nicht geeignet ist und die alleine leben möchten.

Wie bereits unter Punkt 2 angesprochen, äußern Menschen mit geistiger Behinderung vermehrt den Wunsch selbstständig in einer eigenen Wohnung zu leben. Voraussetzung für diese Wohnform ist ein hoher Grad an Selbstständigkeit und sozialer Handlungskompetenzen. Diese Wohnform ist auch für ältere Menschen mit geistiger Behinderung geeignet, da auch sie das Recht haben möglichst lange unabhängig zu bleiben und über die für sie notwendigen Maßnahmen selbstständig zu bestimmen. Diese Form des betreuten Wohnens ist noch sehr schwach vertreten in Deutschland, was unter anderem an einem Mangel an entsprechenden ambulanten Dienstleistungen liegt (vgl. Havemann, Stöppler, 2010).

Zusammenfassend lässt sich sagen, dass dem Lebensbereich Wohnen zur Sicherung der Grundbedürfnisse im Alter eine hohe Bedeutung beigemessen wird da er einen zentralen Bezugspunkt, nach der Pensionierung, im Leben von Menschen mit geistiger Behinderung einnimmt. Durch den Verlust von Familienangehörigen, einem eventuellen Umzug und dem Eintritt in den Ruhestand fallen der oftmals einzige Lebensmittelpunkt und die damit verbundenden sozialen Kontakte weg.

Alternde und alte Menschen mit geistiger Behinderung müssen in die bestehenden Konzepte des gemeindenahen Wohnens mit einbezogen werden um ihnen auch im Alter ein selbstbestimmtes Wohnen und Leben zu ermöglichen.

Es bedarf der Schaffung neuer Konzeptionen, die den Bedürfnissen dieses Personenkreises gerecht werden (vgl. Havemann, Stöppler, 2010).

4. Die Wohnsituation für älter werdende geistig und mehrfach behinderte Menschen im Land Bremen

In diesem Kapitel werden die bisherigen Ausführungen in dieser Arbeit auf die Wohnsituation von geistig behinderten Menschen im Land Bremen bezogen. Die folgenden Schilderungen beziehen sich ausnahmslos auf das Referat 50 des Senators für Arbeit, Frauen, Gesundheit, Jugend und Soziales (SfAFGJS) mit dem Stand vom 10.04.2006.

Auch in Bremen ist die Zahl älterer geistig behinderter Menschen in den vergangenen Jahren gestiegen und wird weiter steigen. Nach dem Krieg geborene behinderte Menschen erreichen das Rentenalter und die Lebenserwartung steigt durch den medizinischen Fortschritt in zunehmendem Maße.

Im Land Bremen wird die Zahl der behinderten Menschen durch das HMB-W-Verfahren[1] ermittelt. Nach einer HMB-W-Vollerhebung im Jahre 2001/2002 lebten 1347 Menschen mit geistiger Behinderung über 50 Jahren in folgenden Wohneinrichtungen: Betreutes Wohnen, Wohntraining, Außenwohngruppen und Heimen. 354 (26%) von ihnen waren über 50 Jahre alt, 140 (10%) hatten die Grenze von 60 Jahren überschritten. In den letzten 4 Jahren ist die Anzahl dieser Personengruppe um ca. 40 Prozent gestiegen (Schätzung des Senators für Arbeit, Frauen, Gesundheit, Jugend und Soziales).

Die Beschäftigung in der Werkstatt für behinderte Menschen endet spätestens mit dem 65. Lebensjahr, das heißt der Lebensmittelpunkt und die Tagesstruktur dieser Menschen konzentriert sich nun auf die Wohneinrichtungen, die noch nicht besonders auf den Personenkreis alter geistig behinderter Menschen ausgerichtet und ausgestattet sind.

Die Altersverteilung auf den Wohngruppen in den verschiedenen Einrichtungen ist sehr ungleichmäßig, das heißt es gibt Wohneinrichtungen mit überwiegend jungen Bewohnern, also einem niedrigen Altersdurchschnitt, und solche, in denen eine größere Anzahl alter geistig behinderter Menschen lebt.

Bis dato wurde die Tagesbetreuung in den Wohneinrichtungen „im Rahmen ihrer innerorganisatorischen Lösungen" (SfAFGJS, 2006 S. 5) selbst geregelt. Dies war in solchen Einrichtungen relativ gut möglich, die entgelttechnisch durch den Sozialhilfeträger mit einer Tagesschicht ausgestattet waren, zum Beispiel die Blankenburg-Nachfolgeeinrichtungen, für deren überwiegende Zahl der Bewohner eine externe Tagesstruktur nicht sinnvoll war oder sie diese verweigerten.

Mit steigenden Zahlen von geistig behinderten Rentnern wird als Konsequenz eine methodisch durchdachte, „quantitative Ausdehnung der Versorgungsangebote" benötigt. „Die Lösung muss ein verändertes Arrangement zwischen Wohnen

---

[1] HMB-W-Verfahren: diagnostisches und pädagogisches Verfahren zur Feststellung des **H**ilfebedarfs von **M**enschen mit **B**ehinderungen im **W**ohnbereich und der individuellen Förderziele als Basis der Entgeltermittlung für Wohneinrichtungen

und neu zu gestaltender Tagesbetreuung für alle alt gewordenen behinderten Menschen umfassen und bisherige Sonderregelungen ablösen" (SfAFGJS 2006, S. 6).

Es sind Betrachtungen notwendig zu den Bedürfnissen älter werdender geistig behinderter Menschen, zu den Erkenntnissen der gerontologischen Forschung für diesen Personenkreis und wie die Angebotsstruktur konzeptionell darauf ausgerichtet werden und natürlich auch finanziert werden kann. Weiterhin ist davon auszugehen, dass das Normalisierungsprinzip, Selbstbestimmungsprinzip, Individualität- und Integrationsprinzip in einem veränderten Arrangement der Wohnverhältnisse und Hilfsangebote Fortsetzung findet, denn die besonderen Hilfebedarfe von Menschen mit geistiger Behinderung verschwinden nicht mit dem Beginn des Rentenalters. Weiterhin sollten, wie bereits erwähnt, die Erkenntnisse der Gerontologie und Altenhilfe einbezogen werden, sowie ein fachlicher Austausch zwischen der Altenhilfe und der Behindertenhilfe. Zum Beispiel können Elemente der Altenpflegeausbildung in die Ausbildung der Behindertenpädagogen, Heilerziehungspfleger, etc. integriert werden.

Grundsätzlich sollten auch alten Menschen mit geistiger Behinderung verschiedene Optionen offen stehen um ihre unterschiedlichen Fertigkeiten, Bedürfnisse und Fähigkeiten adäquat berücksichtigen zu können.

Der Senator für Arbeit, Frauen, Gesundheit, Jugend und Soziales sieht einen besonderen Handlungsbedarf in der adäquaten „Gestaltung des Übergangs aus der Erwerbsarbeit in den Ruhestand" (SfAFGJS, 2006, S. 8). Der Eintritt ins Rentendasein, das heißt oftmals der Wegfall des Lebensmittelpunkts (Arbeit und die Kontakte zu den Kollegen) ist ein einschneidender Veränderungsprozess für alle Menschen. Menschen mit geistiger Behinderung im Rentenalter haben in der Regel keine Familie gründen können / dürfen und oft keine anderen verwandtschaftlichen Unterstützungsmöglichkeiten. Das heißt, sie sind auf Angebote und Hilfen bei der Bewältigung dieses Schrittes aus ihren Einrichtungen angewiesen, zum Beispiel auf vorbereitende Kurse oder Gespräche.

Aus Sicht des Senators für Arbeit, Frauen, Gesundheit, Jugend und Soziales ist der Eintritt in den Ruhestand kein Grund, eine bestehende Wohnform zu verändern. „Sie ist, im Gegenteil, ein wichtiger stabilisierender Faktor in dem Einschnitt, den das Ende der Erwerbstätigkeit bedeutet" (SfAFGJS, 2006, S. 8).

Die Diskussion ob ein altershomogenes oder -heterogenes Wohnangebot besser ist oder welches von den älteren behinderten Menschen bevorzugt wird, ist in der Fachdebatte in der Bundesrepublik noch nicht beendet. Beide Varianten sollten angeboten werden. Die Vorteile sowie Nachteile wurden bereits unter 3.2 erläutert.

Bei der Planung und Umsetzung von Neu- beziehungsweise Umbauten müssen die Bedürfnisse, wie zum Beispiel vermehrte Mobilisationseinschränkungen der alt werdenden und alten behinderten Menschen entsprechend berücksichtigt werden und nach § 17 SGB I verpflichtend beachtet werden.

Modelle wie die unter Punkt 3.3 beschriebenen Altenheime für Menschen mit geistiger Behinderung existieren in Bremen nicht und es wird auch keine Aussage dazu getroffen, ob diese Wohnform eingeführt, beziehungsweise erprobt werden soll.

Zusammenfassend ist zu sagen, dass die Wohnsituation von alt werdenden und älteren geistig behinderten Menschen im Land Bremen noch nicht ausreichend an deren Bedürfnisse angepasst ist. Die verschiedenen Wohneinrichtungen der Behindertenhilfe müssen gemeinsam mit den Sozialleistungsträgern und Schnittstellenübergreifend mit anderen pflegerischen Fachbereichen, insbesondere der Altenhilfe zusammenkommen um entsprechende Konzepte zu entwickeln (vgl. SfAFGJS, 2006).

5. Fazit

Die Wohnsituation der alternden und alten Menschen mit geistiger Behinderung in Deutschland kann nicht generalisierend dargestellt werden. Aufgrund der Unterschiede in den Lebensbedingungen und verschiedenen Verfahren zur Erhebung der Altersstrukturen in den einzelnen Bundesländern liegen nach wie vor kaum brauchbare Statistiken auf Bundesebene vor.

Mit steigenden Zahlen von geistig behinderten Rentnern bedarf es einer systematischen Lösung in der stets die Prinzipien der Normalisierung, Selbstbestimmung, Individualität und Integration einbezogen werden.

Den Wünschen und individuellen Bedürfnissen der alt werdenden und älteren Menschen mit geistiger Behinderung wird in den gegenwärtigen Wohnformen und Wohnsituationen noch nicht ausreichend entsprochen.

Die Frage: Was ist Wohnen?, kann jeder Mensch nur individuell beantworten. Aus diesem Grund sollten auch bei geistig behinderten Menschen und Rentnern letztlich immer deren Wünsche bei der Wahl der Wohngruppenart im Vordergrund stehen.

„Bei der Schaffung neuer Wohnformen sollten individuelle Wünsche und Belange der zukünftigen Bewohner bezüglich Wohnform und Ausstattung, Wohnlage und Wohnumgebung, Rückzugsmöglichkeiten, sozialer Beziehungen, Alltagsgestaltung und Freizeitaktivitäten sowie Assistenzangeboten daher von oberster Priorität sein" (Havemann, Stöppler, 2010, S. 152).

Die Behindertenhilfe steht unlängst vor der Herausforderung angemessene Lebens- und Wohnbedingungen für alte Menschen mit geistiger Behinderung zu schaffen unter Einbeziehung von Erkenntnissen aus der Forschung, der in der Praxis Tätigen, den Wünschen der betroffenen Personen und der wirtschaftlichen Situation in Deutschland.

„Altenarbeit" ist in der Behindertenhilfe ein neues Handlungsfeld. Es wird zudem vielfach beeinflusst: von rechtlichen und politischen Vorgaben, von Interessen der

Anbieter und Berufsgruppen, von Konzepten und Erkenntnissen in der Gerontologie und mehr und mehr auch durch artikulierten Wünsche der Menschen mit geistiger Behinderung und ihrer Angehörigen" (Wacker, 2009, S. 3 – 4).

Literaturverzeichnis

Berlin-Institut für Bevölkerung und Entwicklung (Hrsg.) (2009) *Alt und behindert: Wie sich der demografische Wandel auf das Leben von Menschen mit Behinderung auswirkt.* 1., Auflage. Köln, Gebrüder Kopp GmbH & Co.KG.

Havemann, M. und Stöppler, R. (2010) *Altern mit geistige Behinderung: Grundlagen und Perspektiven für Begleitung, Bildung und Rehabilitation.* 2., überarbeitete und erweiterte Auflage. Stuttgart, Verlag W. Kohlhammer.

Hillmann, K.-H. (2007) *Wörterbuch der Soziologie.* 5., vollständig überarbeitete und erweiterte Auflage. Stuttgart, Alfred Kröner Verlag.

Prof. Dr. Wacker, E. (2009) Alter in Autonomie? Einführung in die Lebenswirklichkeit von Menschen mit Behinderung im fortgeschrittenen Lebensalter. *Behinderung und Pastoral,* 12 (9), S. 3-8.

Rapp, N., Strubel, W. (Hrsg.) (1992) *Behinderte Menschen im Alter.* Freiburg im Breisgau, Lambertus-Verlag.

Senator für Arbeit, Frauen, Gesundheit, Jugend und Soziales (2006) *Referat 50 Gestaltung des Hilfesystems für älter werdende geistig und mehrfach behinderte Menschen im Land Bremen* [online]. Einsehbar unter: http://www.lwl.org/spurdownload/bag/kassel_3_1.pdf [Stand 18.08.2010].

Statistisches Bundesamt (2009) *Schwerbehindertenstatistik 2007* [online]. Einsehbar   unter:
http://www.destatis.de/jetspeed/portal/cms/Sites/destatis/Internet/DE/Content/Publikationen/Fachveroeffentlichungen/Sozialleistungen/SozialSchwerbehinderte2007pdf,property=file.pdf [Stand 04.08.2010].

Wieland, Heinz (Hrsg.) (1987) *Geistig behinderte Menschen im Alter: Theoretische und empirische Beiträge zu ihrer Lebenssituation in der Bundesrepublik Deutschland, in Österreich und in der Schweiz.* Heidelberg, Heidelberger Verlagsanstalt GmbH – Edition Schindele.

Bibliographie

Ackermann, A. (2006) *Demenz bei Menschen mit geistiger Behinderung: Möglichkeiten der Erfassung dementieller Entwicklungen im Betreuungsalltag: Internationaler Workshop „Alt und behindert in Europa".* Berlin.

Dommaschk-Rump, C. (1990) *Die Rehabilitation behinderter und alter Menschen.* Materialien zur Krankenpflegeausbildung Reihe S; Band 4. Freiburg im Breisgau, Lambertus-Verlag.

Driller, E., Alich, S., Karbach, U., Pfaff, H., Schulz-Nieswandt, F., (2008) *Die INA-Studie: Inanspruchnahme, soziales Netzwerk und Alter am Beispiel von Angeboten der Behindertenhilfe.* Freiburg im Breisgau, Lambertus-Verlag.

Dr. Greiner-Ding, C. (2008) Altern mit geistiger Behinderung. *Orientierung,* 4, S. 1-4.

Prof. Dr. Mair, H. (2008) Den Ruhestand gestalten lernen. *Orientierung,* 4, S. 14-16.

Trobisch, Achim (2008) Wohnpflegeheim-Pro und Contra. *Orientierung,* 4, S. 33-34.

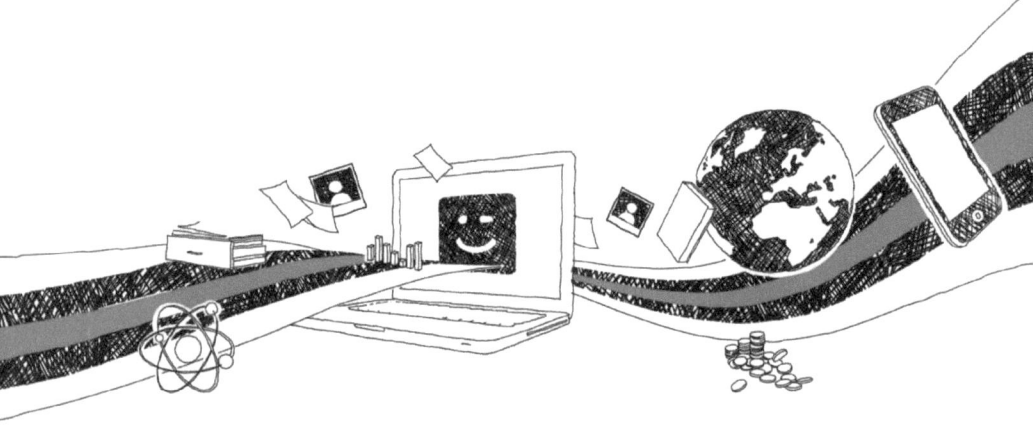
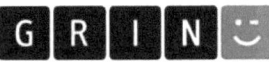